GUÍA PARA CONOCER EL TABACO Y SUS EFECTOS
Juana Díaz

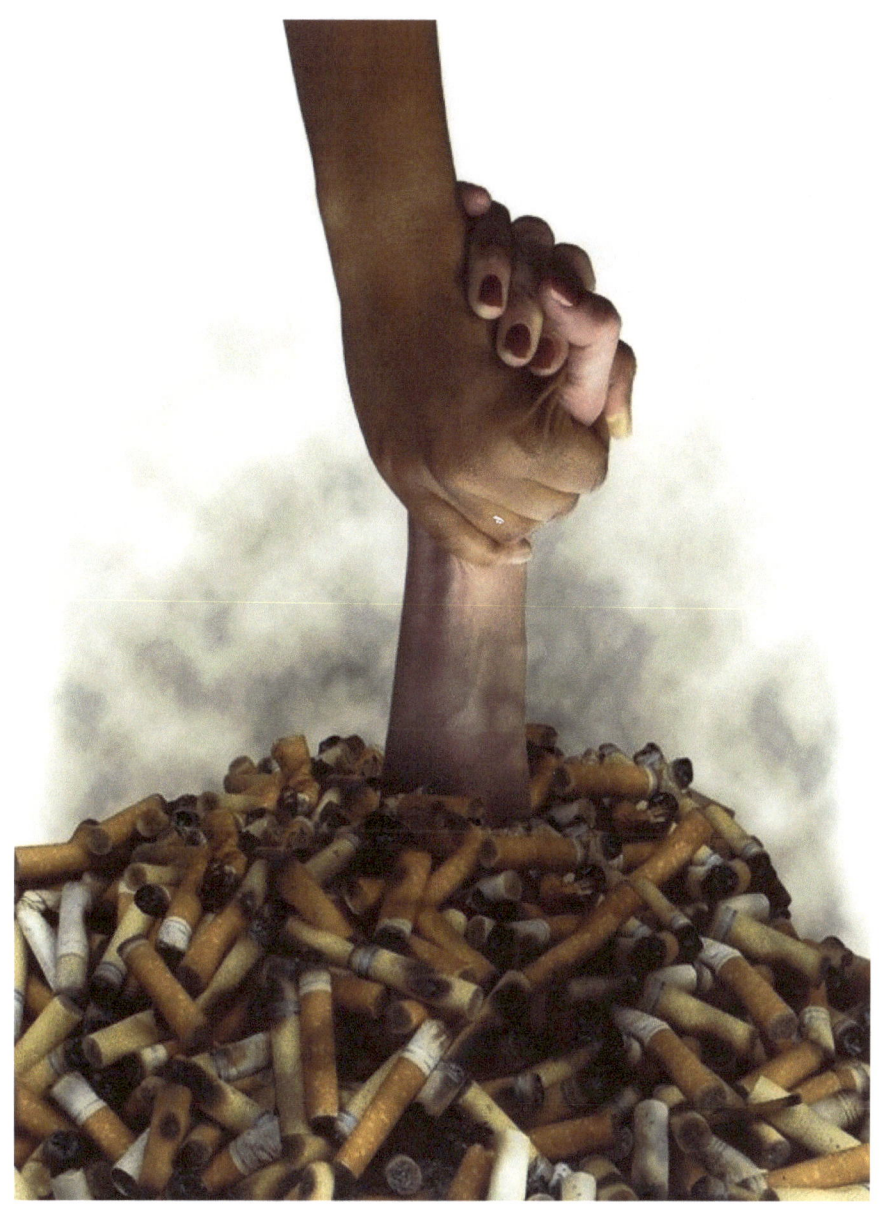

Guía para conocer el tabaco y sus efectos. Juana Díaz

Autora: Juana Díaz.
Título de la obra: *Guía para conocer el tabaco y sus efectos.*
Número de páginas: 32
ISBN-13: 978-1546668206
ISBN-10: 1546668209
Género: Cura de adicciones, crecimiento personal.
Año de Publicación: 2017.
© Del texto del libro: La autora.

Edición y diagramación: Juan Navidad
www.laovejitaebooks.com

BIOGRAFÍA DE LA AUTORA

Juana Díaz

En 2001, empecé en el programa de "Smoking Cesation" hasta 2010 en el Hospital Lincoln, en el Bronx. He creado varios *brochures* y una guía para conocer el tabaco y sus efectos, así como otros materiales educativos. También colaboré junto al VIP del hospital Lincoln en un programa de radio para la comunidad hispana sobre el tema del tabaquismo.

Proveo consejería para educar los pacientes y convertirlos en agentes multiplicadores para ayudar a otros a dejar de fumar. Fundé la graduación de los que han logrado mantener la abstinencia como una manera de reconocimiento y motivación al esfuerzo realizado por los pacientes.

Esa experiencia me hizo crear y llevar hasta Santo Domingo la "Fundación Pirámide" que es una organización sin fines de lucro para educar en mi país sobre los efectos de fumar, que afecta tanto a su salud como a su economía.

INTRODUCCIÓN

Este pequeño libro fue escrito en un lenguaje sencillo y muy ilustrado, con la intención de llegar al corazón de todos los fumadores de nuestra comunidad y ayudarlos a entender la realidad de las causas y consecuencias de fumar.

Pero les informo que este folleto no sustituye la comunicación con su doctor o educadora de salud, ya que cada paciente es individual en su proceso de recuperación de la adición al tabaco y la gran mayoría necesita medicación que los ayude.

Los médicos, enfermeros y educadores de salud estan orientados en la prevención y recuperación y para ayudarle en una evaluación personalizada, para que usted logre su objetivo en su búsqueda de cómo dejar el uso del tabaco.

Agradecimientos

Me siento profundamente agradecida con las personas que han cooperado conmigo de muchas maneras para que este libro sea una realidad:

A mi amada familia y a mis grandes amigos GRACIAS, gracias mil gracias .

De manera muy especial expresar mi gratitud a los miles de pacientes que durante 10 años me han inspirado, commovido e iluminado con su gran deseo de dejar de fumar.

A mi difunto padre Joaquín Díaz, quien después de una conversación familiar me dio la sugerencia de escribir este libro.

Espero que en este libro encuentres la paz y la salud que produce el dejar de fumar, BENDICIONES.

ÍNDICE

1. Introducción

2. Agradecimientos

3. Historia del tabaco, origen, secado y curado

4. Cambios después del acuerdo de 1998

5. Tabaco y embarazo

6. Cómo afecta el tabaco a mi cuerpo

7. El tabaco y su relación con la mortalidad

8. Por qué debo dejar de fumar

9. Qué va a pasar cuando deje de fumar

10. Obstáculos para dejar de fumar

11. Cómo enfrentar los síntomas al dejar de fumar

12. Tratamientos disponibles para ayudarle a dejar de fumar

13. Qué es una recaída

14. Cómo pasan las recaídas

15. Regla de Oro para evitar la recaída

15. Qué es el neurotransmisor dopamina?

16. Cómo afecta el consumo de tabaco mi economía

17. Qué cantidad de nicotina inhalas cuando fumas

18. Diferentes enfermedades que produce el tabaco

19. Tratamientos usados para dejar de fumar incluyendo la terapia de adversión

20. Testimonios

Historia del tabaco

El tabaco era consumido por los indios del Continente Americano en el siglo VI como parte de los rituales religiosos, y en el siglo XV fue llevado a Europa por Cristobal Colón.

La nicotina debe su nombre a Jean Nicot, el embajador Frances en Lisboa, quien introdujo el tabaco en la corte francesa en 1560. En ese entonces, fumar en pipa era un símbolo de elegancia y distinción, un capricho de los ricos de la época.

La nicotina es un alcaloide derivado de la ornitina que se encuentra en las plantas del género nicotiana. Es incoloro y se encuentra en la hoja del tabaco y es altamente adictiva. Como sabemos, el tabaco se inhala, se aspira, se mastica o se fuma. La más alta concentración de nicotina en el cigarrillo se encuentra al primer minuto después de inhalar el cigarrillo y tarda 7 segundos en llegar al cerebro.

La nicotina fue identificada e investigada en el 1800 y mostró un alto grado de efectos en el cuerpo humano, ya que es un poderoso veneno que se usa para fumigar invernaderos, es tan adictivo como el alquitrán, que es una sustancia negra y pegajosa que se usa para pavimentos de calles y carreteras. Podemos encontrar alrededor de 4,000 químicos en cada cigarrillo y 50 de ellos son carcinógenos, o sea, cancerosos.

Otro de los problemas del cigarrillo son los filtros o colillas, que están hechas de acetato y no son biodegradables, es decir permanecen durante décadas en el ambiente antes de degradarse, y al ser arrojada a la calle la lluvia los acarrea hasta la fuente de agua más

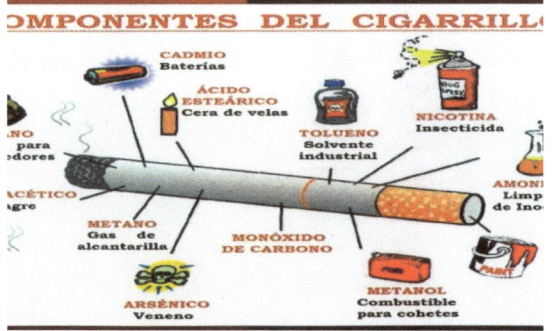

CAMBIOS DESPUÉS DEL ACUERDO DE 1998

Contra la industria tabacalera, han surgido muchos cambios para proteger la salud de la gente en New York. La ley 66 en el 2007 dice que ahora las tabacaleras deben restringir los anuncios de propaganda a los cigarrillos y no se puede fumar en lugares de empleos, restaurantes, sitios cerrados y sitios publicos.

El anterior alcalde de la ciudad de New York, Michael R. Bloomberg, el 30 de octubre del 2014 promulgó la ley que eleva la edad para comprar tabaco de 18 años a 21 años.

La tasa de tabaquismo entre jóvenes se ha reducido en más de la mitad pasando del 17.6 % en el 2001 al 8.5 % en el 2007. También se aplicaron medidas a los comerciantes que evaden impuestos de los cigarrillos, así como la prohibición de aplicar descuentos a los cigarrillos y el establecimiento de un precio mínimo de 10.00 dólares que luego fue aumentado hasta hoy día que el cigarrillo cuesta 12.50$.

Las regiones de cultivo del tabaco más adecuadas son las subtropicales y las templadas. Estas plantas son sensibles al terreno y al clima donde se siembran por lo que una misma muestra de semilla puede dar tabacos de calidades diferentes en cuanto al aroma, color, textura, etc.

Los tabacos más claros llamados rubios se emplean para la fabricación del cigarrillo, mientras que los mas oscuros y Fuertes se destinan a producir el tabaco de pipa y cigarros.

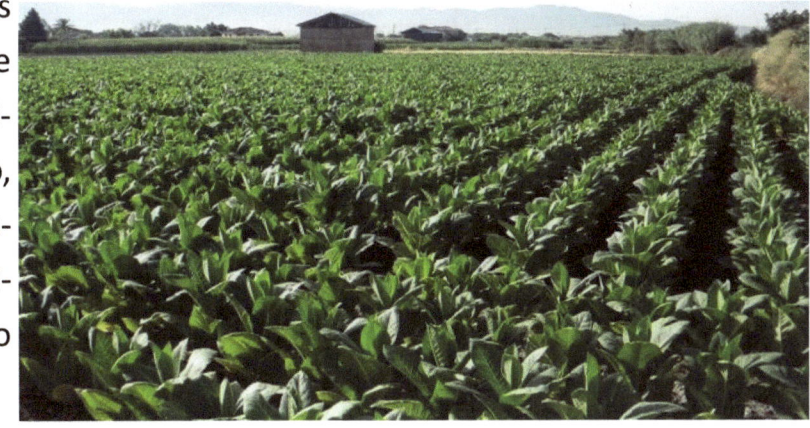

Cultivo

Las semillas del tabaco son muy diminutas y por eso se siembran en semilleros y a los 45 días se trasplantan dejando un espacio entre planta y planta de 25cm y entre surco y surco hay 80 cm. Cada agricultor visita las plantas más de 150 veces para eliminar los gusanos y otras plagas nocivas de la tierra, así como para la recolección de las hojas.

El momento exacto de la recolección depende de la variedad de la planta y del proceso de curado que se emplee. El curado al aire es el metodo antiguo y se puede emplear tanto para las hojas como para las plantas completas.

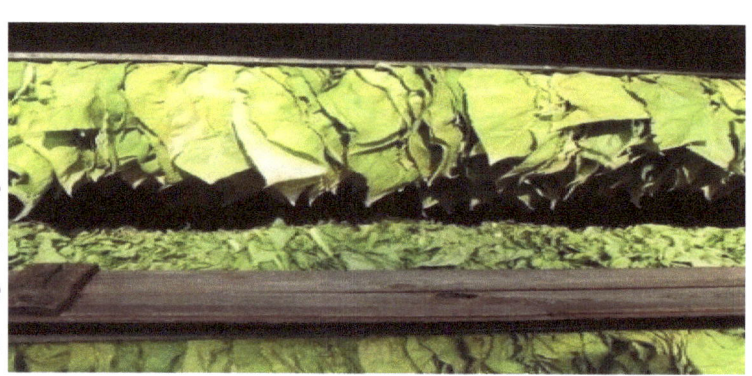

El tabaco se cuelga en cobertizos y se expone a una corriente de aire por dos o tres meses, los tabacos así curados se emplean para cigarros puros y tienen un color pardo rojizo: el curado a fuego produce un tabaco de color obscuro y fuerte aroma.

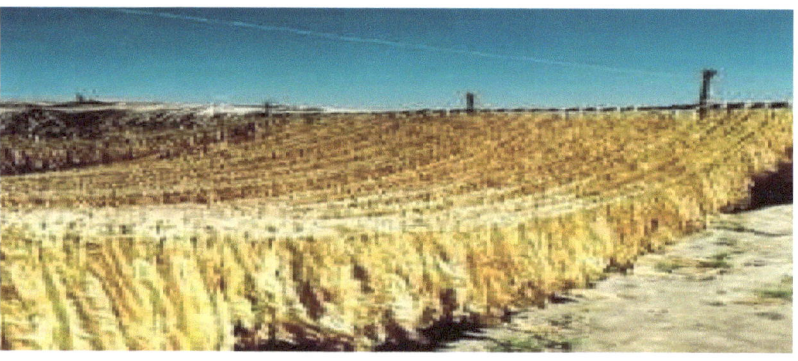

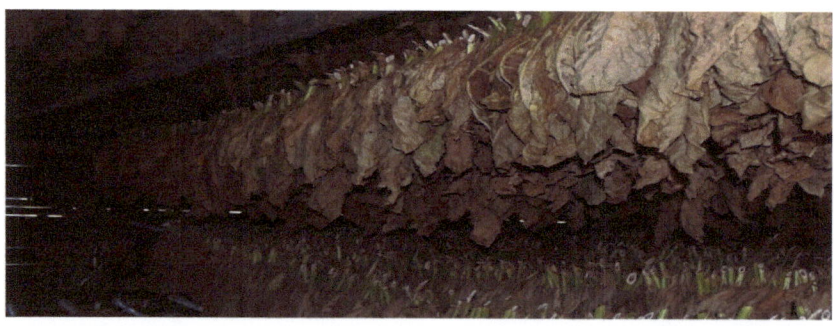

EL CIGARRO PURO

El tabaco tiene una manera de elaborarse diferente al cigarrillo. Para hacer los cigarros puros se ponen a fermentar las hojas del tabaco por un año produciéndose una alta concentración de nitrato, amoníaco, bacterias y los carcinógenos. De ahí que el cigarro puro sea más irritante que el cigarrillo, por lo tanto los fumadores inhalan menos monóxido de carbón.

El tabaco que se utiliza para el cigarro es diferente y debe ser curado cada 8 días con un veneno (llamado parathion) para que los gusanos y los insectos no piquen las hojas.

El cigarrillo contiene menos de 1 a 3 gramos de tabaco y coge menos de 10 minutos fumarlo. El cigarro puro tiene diferentes tamaños, grosor y calidad de tabaco que va de 5 a 17 gramos. El cigarro puro toma de 1 a 2 horas fumarlo.

¿QUÉ ES EL BIDIS 0 BEEDIES?

Bidis es un pequeño cigarrillo sin filtro y con diferentes sabores, que se enrola a mano fabricados de tabaco importado de la India. Este cigarrillo contiene menos tabaco que el cigarrillo regular, pero tiene un elevado contenido de nicotina, tar y monóxido de carbono. Como la caja de los Bidis no tiene advertencias, la gente cree que no hace daño. Los fumadores de bidis tienen alto grado de riesgo de ataque del corazón, bronquitis crónica y cáncer.

¿QUÉ ES EL CIGARRILLO DE CLAVO DULCE?

Este cigarrillo contiene del 60% a 70% del tabaco y el 30% a 40% de aceite de clavo dulce y otras sustancias adictivas. Los químicos del clavo dulce hacen una conexión con el asma y otras enfermedades del pulmón y tiene más nicotina, monóxido de carbono, tar en mayor cantidad de lo que contienen los cigarrillos regulares.

¿QUE ES EL HOOKAH O NARGHILE?

Es como una pipa de agua compartida por un grupo de fumadores que pasan un tiempo juntos compartiendo su tiempo. La hookah contiene más toxinas como son monóxido de carbono, tar, y otras peligrosas sustancias más numerosas que las que contiene el cigarrillo. También es posible contraer otras enfermedades infecciosas por compartir la pipa.

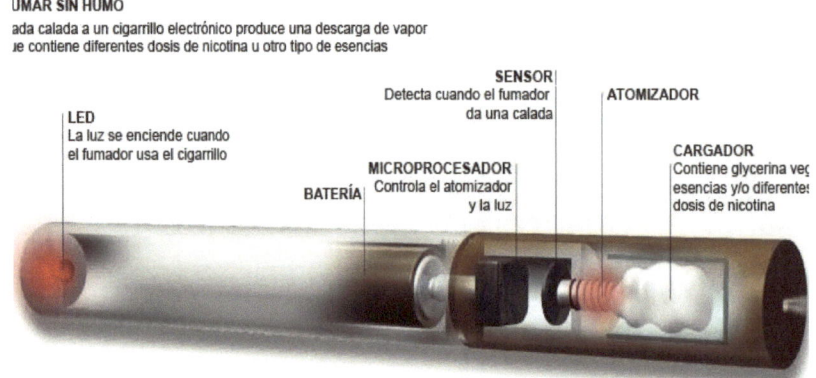

El cigarrillo electrónico

Este cigarrillo viene como resultado directo de no poder fumar en lugares cerrados ni públicos. Fue creado por el farmacéutico HON LIK, quien decidió desarrollarlo después de que su padre murió de cáncer del pulmón.

Existen diferentes marcas, pero algunas contienen nicotina y liberan un compuesto químico llamado dietilenglicol (se usa como anticongelante en los carros) y algunas marcas liberan nitrosamínicos (carcinógenos).

EL TABACO Y SU RELACIÓN CON LA MORTALIDAD

418,000 americanos murieron en 1990; uno de cada 5 muertos estuvieron relacionados con fumar:

- 116,920 murieron de cáncer del pulmón
- 23,281 con ataques al corazón
- 19,173 con neumonía
- 14,865 con bronquitis
- 5,450 por presión alta

¿POR QUÉ DEBO DEJAR DE FUMAR?

Todo fumador tiene sus propias razones. Estas pueden ser:

1. Mejorar la salud
2. Ahorrar dinero
3. Cuidar el bienestar de la familia
4. Mejorar la apariencia física

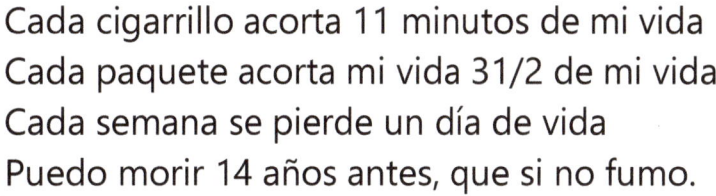

Cada cigarrillo acorta 11 minutos de mi vida
Cada paquete acorta mi vida 31/2 de mi vida
Cada semana se pierde un día de vida
Puedo morir 14 años antes, que si no fumo.

¿CÓMO AFECTA EL CIGARRILLO A LOS ORGANOS MÁS IMPORTANTES DE MI CUERPO?

Lo más relevante es como el tabaco afecta los órganos mayores:
Pulmón: en el cual se intercambia él oxígeno. Si no tiene suficiente oxígeno se siente débil. El humo y los químicos pueden enfermarlo con asma, pulmonía, enfisema, bronquitis ,y cáncer.

Corazón: su trabajo es bombear la sangre. Si no tiene suficiente oxigeno el corazón se enferma, con problemas de circulación, problemas cardiovasculares, ataques al corazón, derrames cerebrales, etc.

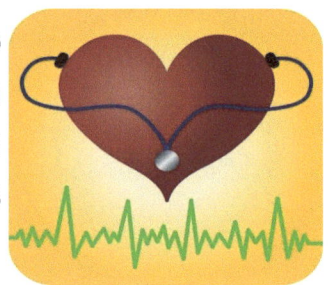

Hígado: debe filtrar la sangre. Si no tiene suficiente oxígeno para trabajar no filtra bien y se puede enfermar con cirrosis hepática.

El tabaco también afecta otras áreas como son:
- la vejiga (cáncer)
- caries en la dentadura
- fractura de los huesos
- cáncer de la boca, lengua, garganta
- también provoca infertilidad y abortos espontáneos
- acidez y ulceras estomacales
- problemas de los ojos, oído, olfato, etc.

Tabaco y embarazo

El hábito de fumar o la exposición al humo del cigarrillo durante el embarazo es peligroso porque el feto se alimenta de oxígeno y los nutrientes que le llegan a través del cordón umbilical de la madre, cuando la madre fuma el bebe recibe todas las sustancias tóxicas del humo del cigarrillo, incluyendo la nicotina, además de recibir menos oxígeno.

DAÑOS DEL TABACO EN NIÑOS DE MADRES FUMADORAS.
- Labio leporino y fisura del paladar
- Menos peso de lo esperado
- Mayor mortalidad (muerte de cuna)
- Pueden sufrir de insomnio, vomitos, diarreas, succión débil.

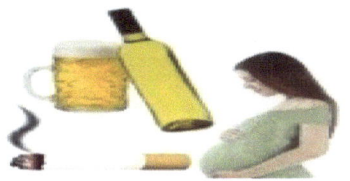

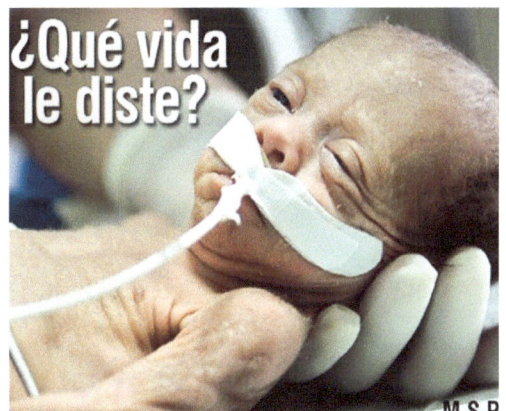

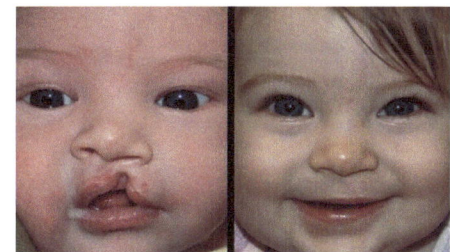

CICLO DE UN PENSAMIENTO NEGATIVO

No importa cuánta razon tengas, pensando negativamente siempre serás perdedor. Requiere mucho coraje cambiar nuestras adicciones, a veces la gente necesita quien lo anime a parar de fumar.

NO PUEDO DEJARDE FUMAR

FRACASO 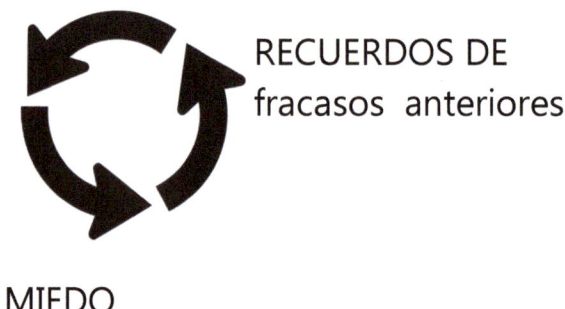 RECUERDOS DE fracasos anteriores

MIEDO

CICLO DE UN PENSAMIENTO POSITIVO

YO PUEDO DEJAR DE FUMAR

Alcanzaré el éxito 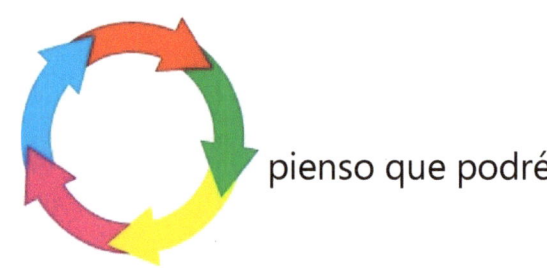 pienso que podré

Confio en mí

¿QUE ES EL NEUROTRANSMISOR DOPAMINA?

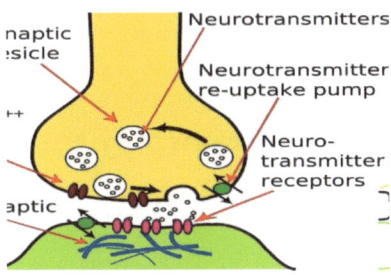

Este neurotransmisor registra los placeres, y los movimientos, emociones del cuerpo, emociones, aprendizaje, memoria y la parte sensorial. Cuando el receptor dopamina sufre alteraciones en sus funciones, implica que la persona puede sufrir de Parkinson, Esquizofrenia, ADHD, and others.

La nicotina es un anxiolítico y estimulante a la vez y puede aumentar :
- La actividades psicomotoras
- La memoria
- Las funciones cognitivas
- La atención
- En altas dosis: produce nerviosismo y temblores
- En una intoxicación de doble dosis: produce convulsiones, también puede provocar pánico.
- Todas las drogas psicoactivas producen sus efectos alterando las funciones de las neuronas.

LOS ALCOHÓLICOS CRÓNICOS
El alcohol induce a tener daños en el cerebro, especialmente en el lóbulo frontal donde se registran las funciones cognitivas

EL HUMO DEL CIGARRILLO Y LA MENTE

Una inhalación puede llenar de nicotina el receptor en el cerebro en un 30%, 3 jaladas 70%

2. Para llenar todos los receptores y sentirse saciado necesita por lo menos 30 cigarrillos, pero la sensación de satisfacción termina pronto.

3. Unas cuantas inhalaciones de un cigarrillo pueden reforzar las ganas de fumar lo suficiente para continuar fumando.

4. Los fumadores habituales, a diario necesitan tener sus receptores casi completamente llenos todo el día para complacer su incontrolable deseo de seguir fumando.

Un estudio realizado por la American Society mostró que si un fumador de tabaco fuma tres cigarros por día esto aumenta el riesgo de cáncer de pulmón en un 300% si no inhalas si inhalas 500% 100% en la laringe, 270% en el páncreas si inhalas etc

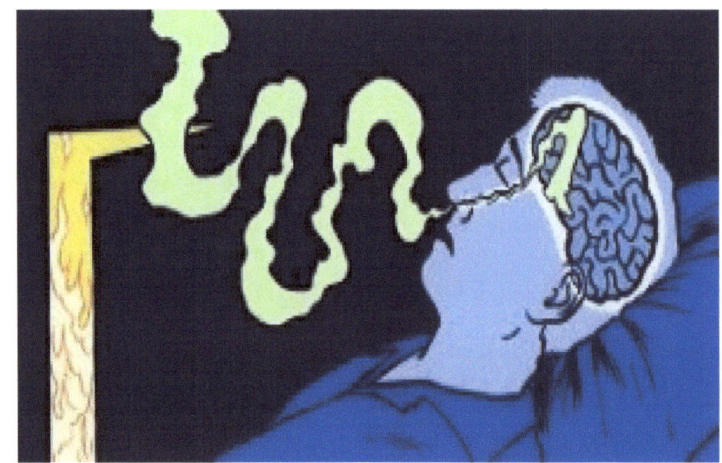

Burguer's Disease (ANGIOPATIA)

Esta es una enfermedad del sistema neurológico que produce constricción de los capilares de los dedos de las manos y los pies desarrollando ulceraciones y grangrena de sus dedos, causada por un espasmo de las arterias digitales asociada con una intensa inflamación como respuesta, que también puede afectar a las venas y a los nervios.

El mayor síntoma se refiere a una pobre circulación de los dedos de las manos y los pies. Un examen nos puede mostrar dedos fríos, ulcerados, o flebitis de las manos y los pies y también ausencia del pulso de los pies y las manos.

Los pacientes que dejan de fumar, pueden utilizar vasodilatadores, pero la amputación es necesaria o sea, cortar parte del simpatico para que se dilaten las arterias y tengan mejor circulación.

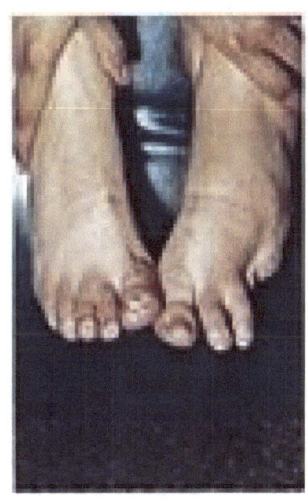

OBSTÁCULOS PARA DEJAR DE FUMAR O MANTENER LA ABSTINENCIA:

Los síntomas de la abstinencia pueden ser:
- depresión
- ansiedad
- mal humor
- insomnio
- mareo
- ganas fuertes de fumar
- tos
- hambre y aumento de peso
- miedo de no poder dejar de fumar
- disfrute del tabaco

SUGERENCIAS PARA DEJAR DE FUMAR:
1. Ponga por escrito sus razones para dejar de fumar.
2. Averigüe por qué le provoca fumar.
3. Haga una lista de las personas que le servirán de apoyo.
4. Escoja una fecha para dejar de fumar.
5. Identifique la clase de fumador que es.
6. Escoja las técnicas que va a utilizar para salir adelante.
7. Averigüe sobre los síntomas del retiro del cigarrillo.
8. Quiérase mucho y felicítese por tratar de dejar de fumar
9. Demore más en fumar.
10. Hable con alguien sobre su problema de fumar.
    -Use la técnica siguiente:
- Tomar agua
- haga alguna tarea

¿QUÉ VA A PASAR CUANDO DEJE DE FUMAR?

Cuando usted deja de fumar su cuerpo empieza a repararse inmediatamente:

1. **A los 20 minutos:** la presión de la sangre se normaliza, y el latido del corazón se estabiliza.

2. **En 8 horas:** el nivel de oxígeno en la sangre aumenta y la flema empieza a salir de los pulmones haciendo la respiración más fácil.

3. **En 48 horas:** su habilidad de oler y saborear mejora. La posibilidad de sufrir un ataque al corazón disminuye.

4. **A los 3 meses:** la circulación y el sistema inmunológico mejora.

5. **En 9 meses:** la función de los pulmones mejora.

6. **Al año:** el riesgo de morir de un ataque al corazón se reduce en un 50%.

¿QUÉ ES UNA RECAÍDA?

La recaída ocurre cuando volvemos a fumar después de un período de abstinencia. Generalmente, fumamos más cuando recaemos. La mayoría de las recaídas suceden durante los tres primeros meses después de dejar de fumar.

¿CÓMO ENFRENTAR LOS SINTOMAS CUANDO DEJAS DE FUMAR?

1. **La ansiedad**: dura de 2 a 4 semanas. La medicación ayuda mucho a reducir la ansiedad.
2. **Deseo del cigarrillo**: dura unas semanas después de dejar de fumar. Las ganas fuertes no duran más de dos minutos. Haga algo para distraerse.
3. **Garganta seca y tos**: esto pasa porque su cuerpo esta produciendo más mucosa. Tan pronto deja de fumar, estas mucosas se aclaran. Esta es la vía en que su cuerpo se prepara para volver a ser saludable.
4. **Insomnio**: dura solo una semana después de haber dejado de fumar. Tome té caliente o dese un baño tibio.
5. **Mareo**: dura unos pocos días. Esto puede ocurrir porque su cuerpo se está normalizando y está recibiendo más oxígeno.

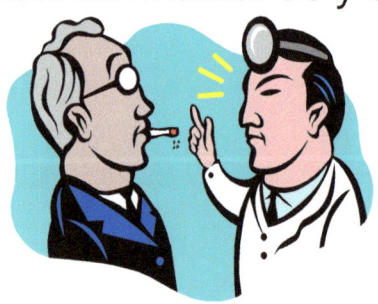

LOS MÉTODOS EXISTENTES PARA DEJAR DE FUMAR
- Asistir a grupos de ayuda.
- Acupuntura.
- Asistencia médica y prescripciones.
- Ver programas y comerciales relacionados.
- Hipnosis.

¿CÓMO PASAN LAS RECAÍDAS?

**1. Algo ha sucedido en mi vida
(muerte, divorcio, enfermedades, problemas familiares...)**

**2. Opiniones Y algunas ideas
(si fumo, puedo perder peso o calmar mis nervios)**

3. Ganas fuertes de fumar

**4. Permiso de fumar
(puedo fumar una vez para celebrar algo o porque estoy nervioso)**

5. Atención en la acción de fumar

6. Empieza a fumar

REGLAS DE ORO PARA EVITAR LAS RECAÍDAS

La regla de oro para evitar las recaídas:
- **LAS PERSONAS**
Evite a personas que fuman durante su recuperación temprana.
- **LOS LUGARES**
Evite a los lugares donde se fuma.
- **LAS COSAS**
Despréndase de todas las cosas que se trata de fumar (caja de cigarrillos, encendedores, ceniceros, etc).

¿QUÉ CANTIDAD DE NICOTINA INHALA CUANDO FUMA?

Si fuma 1 cigarillo: 3 mg
 1 paquete: 60 mg
 2 paquetes: 120 mg

Al año: 1 cigarrillo: 1,095 mg
 1 paquete diario: 21,900 mg

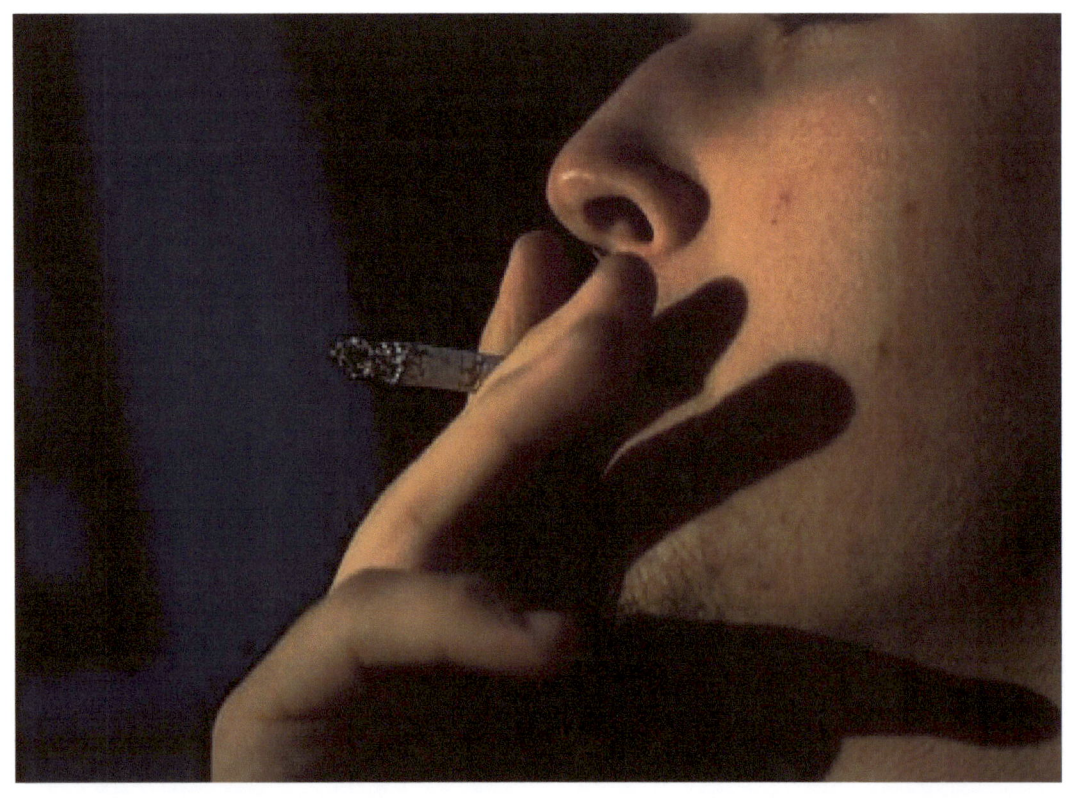

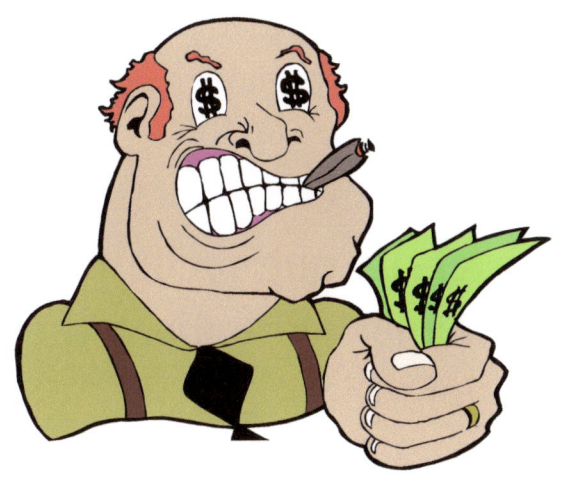

¿CÓMO AFECTA MI ECONOMÍA EL CIGARRILLO? SEGUN AUMENTAN LOS CIGARRILLOS, ASÍ DISMINUYE SU PRESUPUESTO ECONÓMICO.

Cuando se fuma:

1 paquete diario:	**$ 13**
semanalmente:	**$ 91**
mensualmente:	**$ 364**
anualmente:	**$ 4,368**

A la nación, el plan de salud le cuesta 96 billones de dólares cada año (96.000 millones de dólares). La FDA esté trabajando para regular la fabricación del cigarrillo, sin los químicos que producen cáncer, para proteger al consumidor.

TESTIMONIOS

Felipe G.

Recuerdo perfectamente el día que recibí la llamada del programa para dejar de fumar, yo había sido ingresado en el hospital con un pre-infarto.

El día que salí del hospital al frente hay una tienda que vende cigarillos, me acerqué y compré una caja de cigarrillos y me fui a la casa. En el instante que iba a encender mi cigarillo, entró una llamada y era para invitarme a los grupos para dejar de fumar. No me fumé el cigarillo, creyendo que aquella llamada era de un ángel que me estaba ayudando. Al día siguiente, fui al grupo y después de escuchar a la educadora y escuchar algunos testimonios, me paré frente al grupo y di mi testimonio diciendo que pensé que era un ángel que me había llamado. "Ahora estoy seguro y doy gracias a Dios por no fumarme ese cigarrillo que iba a terminar con mi vida y hoy frente a ustedes entrego esta cajetilla de cigarrillos a la basura".

Esto sucedió en el año 2001 hasta hoy no he vuelto a fumar y con el dinero que ahorro salgo de viaje cada vez que puedo y doy mi testimonio donde quiera que voy. Estoy altamente agradecido del grupo y de mi consejera.

Carmen D.

Para mí ha significado mucho dejar de fumar ya que por mas de 20 años he sido fumadora. He pasado mucho tiempo en el hospital, mi diagnostic es enfisema, pero solo cuando vine al programa comprendí que mi problema lo causó el cigarrillo y que si dejaba de fumar alargaba más mi vida. Fue entonces cuando me puse fuerte y empecé la lucha para dejar de fumar y por fin tengo 5 años sin fumar.
Gracias, consejera por abrir mis ojos a ese problema de mi vida, gracias por existir un programa tan bueno que nos ayuda a salir adelante con esta adicción.

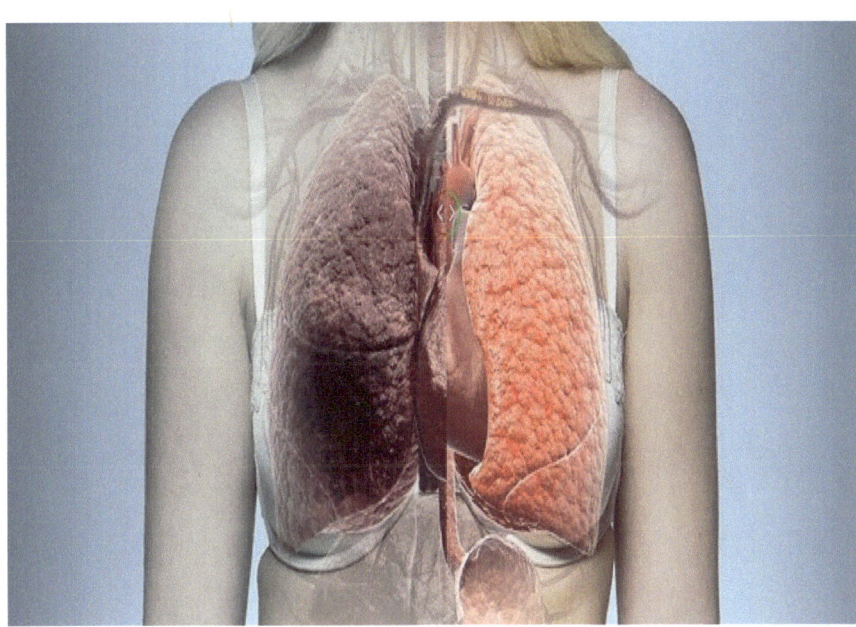

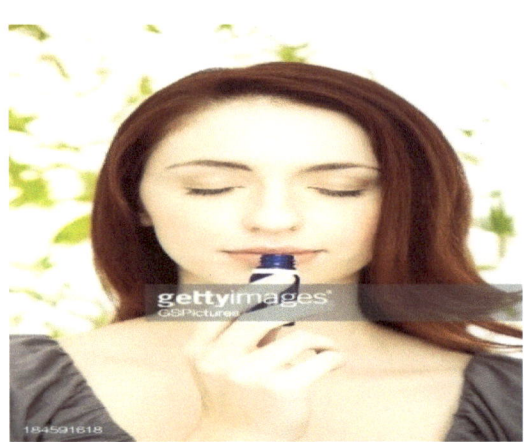

Verónica D.

Yo llegué al programa referida por mi doctor en el año 2001. En un principio no pasaba nada, yo no hablaba, solo escuchaba los testimonios de los demás y callada, intentaba aplicar lo que ellos decían que les habia funcionado para dejar de fumar.

Un día, la consejera llegó con un frasco y luego de impartir su charla me invitó a pasar al frente y oler el contenido del frasco y compartir mi experiencia de lo que sentí y cuando lo olí me entraron ganas de vomitar y sentí que me ponía roja del olor tan horrible, otros curiosos por ver mi reacción quisieron oler también. Les cuento que cuando pienso en fumar mi estómago se revuelve, nunca mas volvi a fumar. Hoy llevo 9 años sin fumar.

Gracias, consejera me dio una gran lección que nunca olvidaré.

Maria C.

Despues de un divorcio muy doloroso yo me refugié en el cigarrillo, pasaron tres años y caí en el hospital con asma y bronquitis. El médico me refirió al programa para dejar de fumar, intenté varias veces parar, pero volvía a recaer.

La consejera siempre me animaba a continuar y me decía que eso era parte del proceso de dejar de fumar. Un buen día, mi consejera cambió los medicamentos que tenía y mi ansiedad se calmó y fue así como deje de fumar.

Mi madre murio y no recaí. La consejera me advirtió que tengo que mantener pendiente la regla de oro de la adicción: personas, cosas y lugares. Hoy han pasado 5 años que vivo libre de humo .

Gracias al programa y a mi consejera.

Caridad N.

Yo empecé a fumar a los 9 años, cuando mi padre me mandaba a encender su cigarrillo. Hoy a mis 50 años, continuo fumando. Pasaron varios dias en que no veia a mi amiga en los recesos del trabajo en el cual solíamos compartir fumando juntas. Traté de verla y me dijo "es que ya no fumo". Yo, asombrada le dije "¿cómo?" Ella me invitó a su grupo y allí escuché cosas que nunca había escuchado del cigarrillo y con la ayuda de todos yo tambien dejé de fumar, hoy tengo 5 años libres de humo.

Gracias a mis compañeros y al programa.

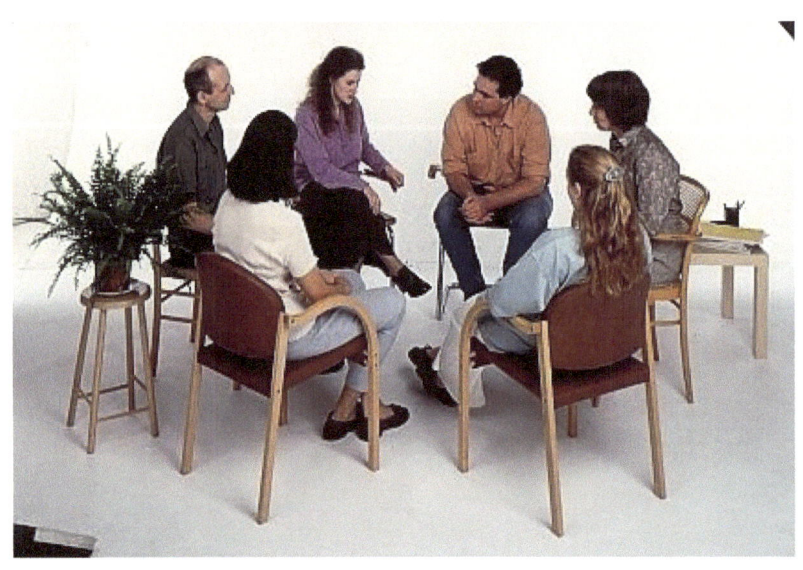

BIBLIOGRAFÍA

- Información Obtenida del Departamento de Salud USA

- Sociedad Americana del Cáncer.

- 1985 Geraldine Delaney——fundador "Little Hill In NJ"

- 1992 John Slade MD.—-Universidad de Dentistas en NJ

- 1996 Van Dyke y Norris————Primer Residencial de Tratamiento a la Adicción de Tabaco in NY State 2003 Sociedad Americana del Cáncer & Oasas

- 2004 Willian Gorman, comisionado de Albany—————- Fundador del tratamiento para la recuperación de la adicción al tabaco.

- 2007 Karen Carpenter Polumbo—Comisionado, Anuncio la regulación 856 "Tobacco Free Services Efectivo 7/ 24 / 2008.

- 2007 Juana Díaz
  Public Health Educator and Clinical Psychology———-

JUANA DÍAZ,
PSY, P.H.E., NYPEP
Email:
puertadelcielo1146@hotmail.com
Cell: 917-497-9497